Yoga - Entspannung in seiner Vielfalt

Die Deutsche Bibliothek – CIP-Einheitsaufnahme

Dönigus, Erna Hildegard:
Yoga – Entspannung in seiner Vielfalt /
Erna Hildegard Dönigus. –Frankfurt : BOD, 2001

© 2001 by Erna Hildegard Dönigus
Große Pfarrgasse 2, D-64832 Babenhausen
Alle Rechte vorbehalten
Herstellung: Books on Demand GmbH
Printed in Germany
ISBN 3-8311-2735-2

Für Doris

Inhalt

Inhaltsverzeichnis

Yoga – Entspannung in seiner Vielfalt

I. Yoga, was ist das?

Yoga wird seit Jahrhunderten in Indien praktiziert. Der Name Yoga verweist in seiner Übersetzung auf das Wort Joch (im Sinne von Pfad - sich vereint und verbindet), und zwar auf der geistigen Ebene. Noch einmal das Ganze auf deutsch: Yoga heißt, sein Schicksal gelassen annehmen, und in der Meditation durch ständiges Training, sich mit der Urenergie zu vereinen, also Körper und Geist in Einklang zu bringen.

Darum scheint mir Joch eine sehr unglückliche Übersetzung zu sein, wie ich meine. Denn in dem Augenblick in dem eine Person sich für einen Weg entscheidet, wird der Weg mit allen Konsequenzen als akzeptabel angenommen.

Mindestens einmal begegnet mir dieser Ausdruck Yoga, Klammer auf „Joch" Klammer zu, in jedem neuen Yoga – Buch, das ich erwerbe. Irgendwo steht immer – Joch. Dieses Wort berührt mich in sehr merkwürdiger Weise. Bis ich mir eingestehen konnte, daß ich mein Kreuz nicht annehmen will oder wollte. Dieser neue Gedanke ließ mich aufatmen, entspannen! Das Wort Joch, im Sinne von, ich nehme mein Kreuz, das wohl ein Jeder zu tragen hat, dankbar an. Denn das Leben ist ein Geschenk und keine Strafe.

So steht schon in der Bibel, bei Matthäus, Kapitel 11, Vers 28 - 30, daß wir Jesu Joch auf uns nehmen sollen, um von ihm zu lernen. Da er gütig und von Herzen demütig ist, verspricht er uns Ruhe zu verschaffen, uns, die wir uns plagen und schwere Lasten zu tragen haben. Und Frieden für unsere Seele sagt er uns zu. Sein Joch drückt nicht, und seine Last ist leicht.

Um Yoga zu praktizieren, muß ich nicht mein Glaubensbekenntnis ändern.

Jeder, der sich Yoga zuwendet, kann alle Ebenen, seiner Persönlichkeit erweitern.

Eine negative Einstellung behindert jede Art der Entspannung. Eine negative Einstellung läßt viel mehr Spannung entstehen, die eher zur Verkrampfung führt auf geistiger Ebene bis hin zur Depression.

Yoga trägt ein hohes kulturelles Erbe in sich.

Trotz seiner indischen Herkunft bietet es auch dem westlichen Menschen in seiner Tradition Zugang.

Dem Westen mit seiner bodenständigen Leibesertüchtigung steht der Osten mit seiner Geschmeidigkeit, den fließenden Bewegungsabläufen und seiner Mystik gegenüber.

Yoga ist ein sanfter Weg, Körper und Geist in Einklang zu bringen.

Im Gedanken der Gewaltlosigkeit - auch gegen sich selbst.

Im stetigen Wandel des jeweiligen Zeitgeistes entwickelten sich, durch die Jahrhunderte hindurch, Eigenheiten oder Richtungen im Yoga. Durch den, dem Yoga inne lebenden, großen Geist der Liebe, wurde es immer wieder den Bedürfnissen der Menschen angepaßt, für den Menschen in seiner Ganzheit. Diese große Schule des Willens wuchs durch den Gedanken der Körperpflege, seiner Reinheit und Demut, seiner geistigen Einstellung, bis hin zur Spiritualität, in verschiedene Disziplinen. Die sich als eigene Aspekte (Themen), des Yoga darstellen, stets auf dem Weg der Erkenntnis.

Hatha – Yoga; mit seinen verschiedenen Stellungen (Asana), oder besser gesagt der Pflege des Körpers. Dies heißt, salopp gesagt: der eigene Körper ist das Turngerät. Der eigene Widerstand ist die Grenze. Also wird ein hohes Maß an persönlichem Einsatz von dem Schüler erbracht. Untrennbar von ganz persönlichen Zugeständnissen, vielleicht die erste Erkenntnis! Die Bewegungsabläufe werden fließend und bewußt ausgeführt, jede ruckartige Bewegung sollte vermieden werden.

Durch die harmonisierende Wirkung können Fehlhaltungen ausgeglichen werden. Und zwar körperlicher und geistiger Art.

Yoga wirkt durch seine Langsamkeit, durch bewußtes handeln.

Hatha – Yoga vermittelt auch die Beherrschung des Atems.

Der Atem (Prana), wird verstanden als Quelle der Lebensenergie.

Im Zusammenspiel von Körperarbeit und Atemtechnik wird Selbstbeherrschung erlangt, ein neues „sich – selbst – bewußt - sein" erarbeitet. Daraus entwickelt sich scheinbar übergangslos die geistige Ebene, die das „höhere Selbst" erkennen läßt.

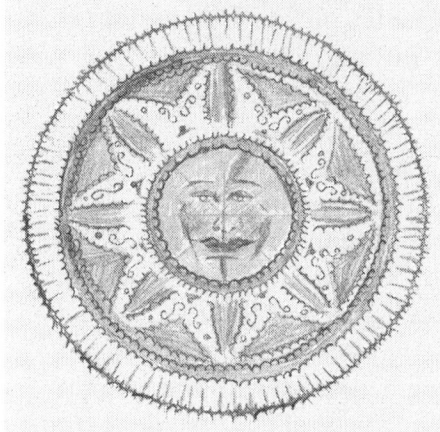

Dem Yoga ist jeglicher Wettbewerbs - Gedanke fremd. Ehrlich zu sich selbst, erspürt, erlebt, der Schüler neue Vitalität, neue Energie.

In der Körperarbeit wird durch ein langsames Hineingehen in eine Stellung, dem Verharren in der selben und dem genauso langsamen Zurückgelangen zur Ausgangsposition, der angespannte Moment und der dazugehörige Moment des Entspannen erlebt.

Alles geschieht sanft und anmutig.

Während des Verharrens, halten wir den Atem nicht an, sondern versuchen ruhig und gleichmäßig unseren Atem fließen zu lassen. Hatha – Yoga ist nicht so schweißtreibend wie Aerobic, Joggen, oder was eben so angeboten wird. Die Körperarbeit schwächt nicht. Es ist Körperpflege, es ist stärkend und harmonisierend für Körper und Geist.

Gelenke, Muskel und Sehnen, sind keinen Verletzungen ausgesetzt, wenn wir uns an die Signale des Körper halten. Wir beugen und dehnen uns nur so weit, wie unser Körper es zu läßt. Wenn es uns schwer fällt eine Stellung inne zu halten, hören wir auf unseren Körper, und gehen ganz langsam aus der Stellung heraus.

Wie kommen zu Ruhe.

Für viele Menschen die erste Begegnung einer bewußten Entspannung.

Hatha - Yoga lehrt vielerlei Entspannungstechniken, zum Beispiel die Tiefenentspannung (Savasana). Eine Asana, die den Körper wunderbar entspannen läßt und fast fließend in Raja – Yoga hinüber gleiten kann.

Yama – Yoga ist in seiner Ebene auf die gelebte Nächstenliebe ausgerichtet.
Bhakt - Yoga lehrt den selbstlosen Dienst am Nächsten, im göttlichen schöpferischen Sinne.
Karma –Yoga der Alltag mit seinen Pflichten, im rechten Handeln und Tun, erhält eine neue Wertigkeit, in der Wiedergeburt.
Raja – Yoga führt weg von den Gedanken, in der Meditation und Ruhe und Frieden fließen in den Geist.
Jnana – Yoga vermittelt dem Suchenden, die Vollendung der Konzentration mit der Hingabe, in der allumfassenden Liebe.

Alle großen Disziplinen des Yoga sind (in der geistigen Komponente) Wege, die in ihrer Versunkenheit des Geistes, und zwar in seinem bewußten Entspannen, zum eigenen höheren Selbst führen.
Dies sind nur wenige der vielen Yoga Richtungen, und dennoch sind die verschiedenen Formen untereinander keine sich ausschließenden Techniken, denn alles fließt und hat in seiner Wirkung seinen Pfad.
In der Erkenntnis gibt es keinen Widerspruch.
Der Yoga – Schüler wird seine persönliche Disziplin heraus finden.
Es gilt nichts zu erzwingen.
Lassen wir uns fallen in die Stille des Augenblicks:
Denn das Glück wohnt im ewigen Hier und Jetzt..

II. Der Begriff – Entspannung!

Im Wörterbuch wird der Begriff Entspannung als Erholung nach einer anstrengenden Arbeit erklärt. Als zweite Variante, wird die Lösung von politischen Konflikten genannt. Eine andere Erklärung des Begriffes lautet: „sich von Belastungen, Streß, so wie körperlicher Anspannung freimachen".
Viele Entspannungsmöglichkeiten werden dem Menschen angeboten.
Es hat sich quasi ein Markt aufgetan, der gesättigt werden will.
Der Fernsehapparat, dieses bequeme „davor - Hängen", ist für so manchen Zeitgenossen Entspannung schlechthin.

Unsere Kinder lernen die Welt am Computer kennen.
Eine Flutwelle an Information überrollt den Menschen täglich. Durch Radio, TV und Internet erhalten wir allerlei Gedankengut, das fremden Köpfen entsprungen ist.
Also sind dies alles andere als entspannende Tätigkeiten. Eher eine Art Ablenkung.
Entspannende Tätigkeiten, wie Spazieren gehen, Musik hören, tanzen und Saunabesuch, sich ausschlafen, ein Buch lesen, singen, sind Tätigkeiten, die auf ihre Art vorbereitet werden müssen. Dazu hat man nicht die Zeit und ist viel zu angespannt,... aja. Im Internet surfen, Computer spielen, Fernseh gucken, Tätigkeiten die heute unter dem Sammelbegriff Relaxen ihren Ausdruck finden, passive oder aktive Betätigungen, dies ist alles weit entfernt, von dem was im Yoga unter Entspannen verstanden und erfahren wird.
Wir jammern und sind ach so gestreßt.
Doch die Frage sei gestattet:
Sind wir nicht einfach nur ganz bequem geworden?
Lassen wir uns nicht von dem Konsumdenken einlullen, lassen wir uns nicht beirren auf unserem ganz persönlichen Weg.
Nehmen wir jede Unbequemlichkeit, jedes Problem, das sich uns in den Weg stellt, als neue Herausforderung dankend an.
Nehmen wir uns tatsächlich die Zeit, und lassen so manches geschehen.
Und der Hauch der Ewigkeit, wird uns nach Hause wehen.

Lernen wir wieder auf unseren Bauch zu hören.
Beobachten wir gelassen unsere Gefühle und Gedanken.
Werden wir wachsam, um jede Situation meistern zu können.
Bewaffnet mit dem Bogen der Aufmerksamkeit und unser Pfeil sei die Liebe.
Öffnen wir unseren Geist für das Wesentliche, denn es ist mehr als eine Floskel
In der Ruhe liegt die Kraft.

III. Aktives – Entspannen

Um Hatha –Yoga zu praktizieren, wird keine großartige Ausrüstung benötigt. Bequeme Kleidung, nichts soll einschnüren, keine wallenden Gewänder, nichts in dem man sich verwursteln kann. Weiter benötige ich einen Yoga – Teppich, aber eine gefaltete Decke erfüllt auch ihren Zweck. Im Übungsraum sollte es hell sein und gut gelüftet. Niemand sollte frieren.

Ein fröstelndes Gefühl, kann zur unüberwindlichen Blockade werden, die sich der körperlichen, sowie der geistigen Entspannung entgegen stellt.

Es ist empfehlenswert zirka eine Stunde vor dem Üben nichts mehr zu essen.

Mit der dazugehörigen inneren Einstellung, ist der erste Schritt getan. Langsam und fließend werden die Bewegungen ausgeführt. Es wird durch die Nase geatmet. Alle Gedanken werden in die Asana gelenkt.

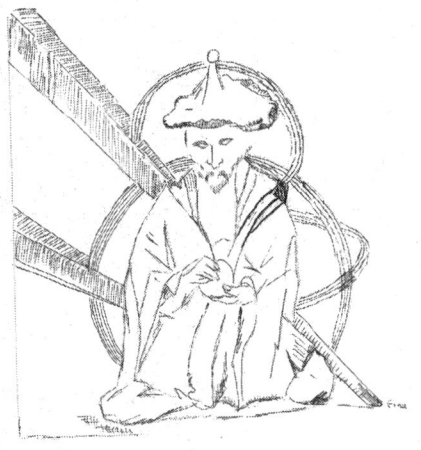

Dabei überwacht der Verstand jede Aktion. Nun setzen wir eine Übung (Asana) in die Tat um. Wir dehnen uns zur Seite. Dies Asana stärkt jedes Gelenk, jede Sehne, jeden Muskel im Körper. Außerdem stärkt und massiert es noch ganz neben bei, die inneren Organe. Durch die erhöhte Sauerstoffzufuhr, wird der Blutkreislauf, werden die Nerven, werden die Adern, jede Faser des Körpers neu belebt.

Als Beispiel das Dreieck. In seinem Ablauf und Äußeren Erscheinungsbild erinnert es an eine Gymnastik - Übung, die sicher jedem bekannt ist.

IV. Dreieck (Trikonasana)

1. Was soll die Übung bewirken?

Richtig ausgeführt mildert sie Rückenprobleme.

Sie ist eine wunderbare Dehnung, in die man hinein atmen kann.

Dabei werden die Unterleibsorgane massiert.

Dies kann Menstruationsbeschwerden lindern, Fettpolster können abgebaut werden.

Stärkt und kräftigt die gesamte Beinmuskulatur, Hüften und Schenkel.

Weiter entwickelt es den Brustkorb, in seiner Wirkung kann es die Lungenkapazität wesentlich erhöhen, Arme und Schultern werden sanft gekräftigt.

Es wirkt beruhigend auf das Nervensystem.

Wer diese Asana nicht üben sollte:
Nicht ausgeführt werden, sollte diese Asana bei Wirbelsäulendeformation (z. B. Lordose). Weiter sollte sie nicht ausgeführt werden bei akutem Ischias, auch Menschen mit Gelenkschäden an Hüften und Knien sollten diese Stellung nicht ausüben.

2. Die Ausführung des Dreiecks (Trikonasana)

Wir stellen uns aufrecht hin, mit gespreizten Beinen, etwa einen Meter voneinander.

Wir strecken die Arme zu Seite.

Nun drehen wir die Füße um etwa 9o Grad nach außen.

Jetzt beugen wir den Körper zu der rechten Seite.

Mit der rechten Hand, fassen wir die rechte Außenseite des rechten Beines, so weit unten wie der Bewegungsapparat es zuläßt. Also so weit es schmerzfrei möglich ist.

Wir heben nun den linken Arm, bis er mit dem rechten Arm eine Parallele bildet.

Drehen nun den Kopf nach oben und schauen in die offene linke Hand.

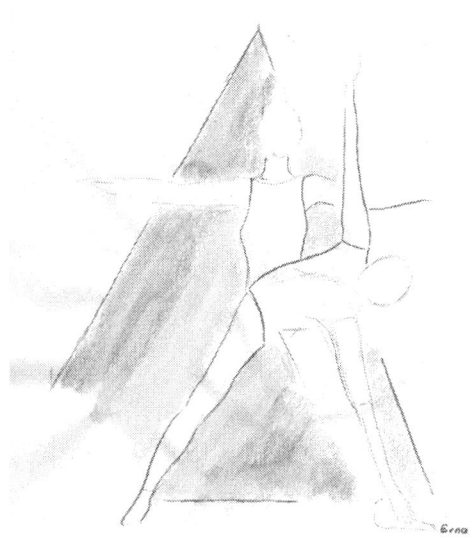

Der Atem geht ruhig und gleichmäßig.
In dieser Stellung verharren wir zehn Sekunden.
Wir atmen in die Übung hinein.
Selbstverständlich dürfen es auch nur drei Sekunden sein, oder auch dreißig Sekunden, doch wenn die Stellung uns unangenehm wird, sollte ich langsam zum Ausgangspunkt zurückkehren.
Der oder die Augenblicke des Verharren, in dem die angesprochene Muskulatur – angespannt - ist, nennt man auch statische Phase.
Nun sind wir wieder in unsere Grundstellung.
Entspannen wir uns einige Atemzüge.
Wie fühle ich mich jetzt?
Langsam nehme ich die Stellung zur linken Seite ausgerichtet ein.
Lenke mein Bewußtsein in mein Handeln, und erfahre durch die konzentrierten Bewegungen, das Anspannen des Geistes (Verstand).
Nach langsamen heraus gehen aus der Stellung, entspannt sich Körper und Geist.
Wir kommen zur Ruhe.

3. Wie wird diese Asana richtig ausgeführt?
Bei dem Dreieck (Trikonasana) ist darauf zu achten, das wir die Knie durchgedrückt halten. Wie weit wir mit der Hand in Bodennähe kommen ist nicht so wichtig, wie die Haltung der Knie.

V. Konzentration und Entspannen ?!

Im ersten Augenblick erscheint das widersprüchlich.

Doch ist es nicht so, daß jede Stellung, jedes Aushalten mir einen neuen Sichtwinkel bereitet?

Wenn ich es zulasse, dann ja.

Wenn eine neue Asana erarbeitet wird, gilt dem Bewegungsablauf die ganze Aufmerksamkeit. Der Verstand überwacht den Vorgang.

Der eigene Wille verlangt völlige Konzentration, also ein Anspannen des Geistes. Der Körper erfährt neues.

Ist eine Stellung in Fleisch und Blut übergegangen, beginnt eine Art Sensibelisierung,

Durch den hohen persönlichen Einsatz, und die dazu gehörige Disziplin, trainiert der Schüler nicht nur die Konzentration, sondern schult auch den eigenen Willen.

Dabei zwingen wir uns zu gar nichts. Wozu auch. Was heute nicht geht, geht vielleicht morgen. Denn wir haben jede Menge Zeit, wir sollten sie auch nutzen. Die Aufnahmefähigkeit des Bewußtseins wird erweitert. Die Bereitschaft den Geist zu nutzen – anzuspannen - wird entwickelt.

Alle Gleichgewichtsübungen verlangen volle Konzentration.

Langsam lösen wir die Körperhaltung, die Anspannung wird zurück genommen, es bleibt ein wohltuendes, angenehmes Entspannen.

Es vermittelt also in seiner korrekten Ausführung ein völlig neues Körpergefühl.

Konzentrieren, seinen Geist sammeln, sich auf sich selbst besinnen und dadurch zur Ruhe kommen.

Genau das tut der Angler, der sich vor Sonnenaufgang auf den Weg macht, um sich in aller Stille an den See zu setzten und den Sonnenaufgang zu erleben.

Diese Art der Entspannung bedarf ein klein wenig Mühe.

Er muß einiges vorbereiten um in den Genuß zu kommen, er muß seine sieben Sachen packen, er muß sein Sammelsurium transportieren, danach alles wieder auspacken, dann endlich erlebt er den Sonnenaufgang, er atmet den neuen Tag, er kann abschalten.

Doch nicht jeder ist ein Schüler Petris.

So ist die Arbeit mit dem eigenen Körper wie Hatha – Yoga es vermag, ein fast übergangsloses Erlernen sich zu entspannen.

9

Alle Aufmerksamkeit gilt dem ganzen Menschen, gilt Körper <u>und</u> Geist.

VI. Einfach schlafen

Für viele Menschen ist Entspannung ein passiver Vorgang.
Sich entspannen bedeutet nicht generell, nichts tun.
Um gesund zu bleiben (gesund zu werden) ist ein ausgeglichenes
Maß an Anspannung und Entspannung, notwendig. Es ist zur
Erhaltung der Gesundheit von Nöten.
Jeder Mensch hat dabei seinen eigenen Rhythmus, von schlafen und
wach sein.
Der Mangel an Schlaf bringt, Körper und Geist aus dem
Gleichgewicht, und kann auf Dauer sehr gesundheitsschädigend sein.
Gereiztheit und körperliche Verspannungen, Kopfschmerzen und
Magenprobleme haben oft ihre Ursache in sogenannten
Schlafstörungen.
Diese daraus resultierende Unausgeglichenheit, kann zu allerlei
nervösen Störungen führen.
Eine innere Unruhe macht sich bemerkbar, die es auszugleichen gilt.
Der Griff zur Schlaftablette ist für viele Menschen zur Routine
geworden.
Schlaf ist also mehr als ein Bedürfnis.
Dazu fällt mir dieses geflügelte Wort ein – schlafe dich gesund.
Entspannen will also gelernt sein, sich ausruhen ist also ein bewußter
(aktiver) Vorgang.. Wenn nichts getan wird, tut sich nichts.
Entspannt zur Ruhe kommen.
Entspannt einschlafen.

VII. Der Atem (Prana)

Atem ist, wie Wasser, eine generelle Grundlage des Lebens. In der
Biologie wird die Atmung in innere und äußere Atmung
unterschieden. Mit innerer Atmung meint man die im Zellinnern

stattfindenden chemischen Reaktionen, sprich den inneren Gasaustausch. Mit der äußeren Atmung ist der allgemeine Atemvorgang gemeint, bei dem Gas in die Lungen gesogen wird, von dort in die Blutbahnen gelangt um die innere Atmung zu ermöglichen. Mund, Nase und Luftröhre, sind die sogenannten oberen Atemwege. In der Nase wird die Luft erwärmt und gereinigt. Darum ist die Nasenatmung der Mundatmung vorzuziehen.

Auf Nahrung kann der Mensch zeitweise verzichten, aber auf die Atmung nicht.

Der Körper braucht also Sauerstoff.

Richtiges Atmen entspannt den Herzmuskel.

Rhythmisches Atmen stimmt mit dem Herzen überein.

Unser Herz rast beim Treppen steigen.

Und wenn wir so richtig ausatmen, weil uns im übertragenen Sinne, ein Stein vom Herzen fällt, atmen wir tief auf - aber es ist ein ausatmen.

Wir achten nicht besonders auf unsere Atmung, atmen oberflächlich, oder zu flach. Natürlich geschieht das nicht bewusst.

Gerade deshalb ist es so wichtig, bewußt zu atmen, sich den Atem bewußt zu machen.

Mit wieviel Aufmerksamkeit wartet so mancher Zeitgenosse sein Auto.

Dabei käme niemand auf die Idee, die Benzinzufuhr zu drosseln.

Jeder von uns weiß, das würde das Auto uns krumm nehmen.

Aber wer läßt seinen Körper Scheckheft warten?

Atmen = Leben

Atemstillstand = Tod

Der Atem das Lebenselexier schlechthin.

So manches im Leben läßt uns den Atem anhalten. Vor Schreck kann man nicht durchatmen. Wir können manchmal aufatmen.

Atmen ist wesentlich mehr als nur schnaufen.

Die richtige Atemtechnik läßt uns entspannen.

Die Beherrschung des Atem im Yoga nennt man Pranayama.

Prana = Atem

Yama = verinnerlichen, oder kontrollieren.

Der Ursprung aller Lebenskraft. Im Yoga ist Pranayama Quelle der lebensspendenden kosmischen Energie. Atmung ist auch ein Austauschvorgang, wie wir wissen.

Im Yoga unterteilen wir den Atemvorgang in drei Teile. Als erstes natürlich das Einatmen, zweitens halten des Atem und schließlich zum dritten noch das Ausatmen. Dabei sollte das Augenmerk auf der Ausatmung liegen. Warum?

Um es mit den Worten von Andre`van Lysebeth zu sagen.

Der Grund ist einfach: Man kann einen Behälter nur dann füllen, wenn er vorerst... entleert wurde.

(Literaturnachweis: Andre`van Lysebeth, Yoga für Menschen von heute. Mosaik Verlag)

Die kosmische Atmung, wer das zum erstenmal hört, hat da so seine Zweifel,..

Nun ist das vor allem ein sehr blumiges Wort. In der Bibel lesen wir das Gott dem Menschen den Atem einhaucht, somit dürfen wir teil haben an seinem Atem.

Mit dem Atem erhalten wir ein Stück unseres Schöpfers, und zwar die Seele.

Nun wenn wir unser Leben aushauchen, also sterben, geht der Atem mit der Seele, an den Schöpfer aller Dinge zurück.

Auf die Frage, ob er an die Unsterblichkeit der Seele glaube, antwortet Hans – Peter Dürr: Ich sehe mich als Teil einer größeren Seele, die unsterblich ist.

Damit haben wir immer noch kein anderes Wort für die kosmische Atmung gefunden. Doch unser Verständnis für die kosmische Atmung, hat sich vielleicht, entspannt.

Wir kommen zurück zu Hatha – Yoga.

Die Wechselseitige Nasenatmung möchte ich als Beispiel nennen..

VIII. Wechselseitige Nasenatmung (Nadi Sodhana)

1. Was bewirkt die Übung?

Diese Übung wirkt entspannend auf Körper und Geist.

Sie wirkt sehr beruhigend auf das Nervensystem.

Vermittelt neue Energie.

Kann Kopfschmerzen lindern.
Die Übung wirkt reinigend auf das Blut.
Die Lungen werden mit Luft gefüllt.
Hilft bei Schlafstörungen.
Sie ist förderlich für die Verdauung.
Die Übung kann den Blutdruck regulieren.

Wer diese Asana nicht üben sollte:
Bei Erkrankungen der oberen Atemwege, sollte man diese Übung
nicht ausführen.
Selbstverständlich auch bei Erkrankungen der unteren Atemwege,
dazu zählen wir die Lungen und Bronchien.
Am einfachsten erscheint mir, bei Erkrankung mit dem Arzt zu
reden.

2. Ausführung der wechselseitigen Nasen Atmung (Nadi Sodhana)
Die Asana wird in einer Sitzhaltung ausgeführt.
Wir sitzen gerade und kommen zur Ruhe.
Nun heben wir die rechte Hand und verschließen mit dem Ringfinger
das linke Nasenloch.
Nun Atmen wir durch das rechte Nasenloch ein, dabei zählen wir in
Gedanken bis vier.
Jetzt verschließen wir mit dem Daumen das rechte Nasenloch und
halten den Atem eins bis vier Sekunden an.
Nun wird das linke Nasenloch wieder geöffnet und Atmen vier bis
acht Sekunden aus. Wir konzentrieren uns darauf die Lungen
vollkommen zu entleeren. Wir versuchen möglichst lange
auszuatmen.
Durch das selbe Nasenloch wird eingeatmet, dabei zählen wir
gedanklich wieder auf vier. Das Nasenloch wird wieder mit dem
Ringfinger verschlossen, der Atem wird wieder vier Sekunden
angehalten..
Durch das rechte Nasenloch atmen wir aus, dabei konzentrieren wir
uns voll auf die Ausatmung, die wieder vier bis acht Sekunden
andauern sollte.

Die Übung ist nun vollständig erklärt.
Nach dem Beherrschen der Technik, kann der Turnus auf acht bis
zehn Sekunden gesteigert werden.
Wir entspannen uns.

3. Wie ist die Asana richtig gemacht?
Wir bezwingen uns nicht, durch das Training wird sich der Erfolg
einstellen .
Wir Atmen möglichst geräuschlos, voller Ruhe und gleichmäßig.

Atmung und Nervensystem
Diese Übung löst wie gesagt nervöse Spannungen.
Körper und Geist werden entspannt.
Der kontrollierte Atem wirkt entspannend auf das gesamte
Nervensystem.

IX. Ruhepausen zwischen den Übungen

Zwischen den Übungen sollten wir uns immer wieder eine Ruhepause
gönnen. Verbunden mit der Frage an uns Selbst, wie fühle ich mich
jetzt.
Ruhe fließt mit jedem Atemzug.
Langsam lassen wir alles auf uns zukommen.
Neue Horizonte tun sich auf, auf die wir gespannt sein dürfen.
Entspannt, zulassen was geschieht..
Annehmen, heißt nicht nur warten.
Träume nicht dein Leben, lebe deinen Traum.
Etwas oder Dinge annehmen, bedeutet viel mehr handeln.
Fröhlichkeit und Freude in den Alltag tragen ist eine Aktivität. Jedes
Lächeln ist ein Glücksmoment der die Seele singen läßt. Losgelöst
aus der Verbissenheit des Lebens. Es ist mir nicht vorstellbar, das die
Hingabe an die Schöpfung zu Verspannungen führt.
Es kann kein Zufall sein, das Nonnen oder Mönche, so jugendlich
weiche Gesichter haben: Fröhlichkeit löst jede Spannung.

Man sagt: Gott achtet dich wenn du arbeitest, aber er liebt dich wenn du singst. Geben wir, ehrlichen Herzens im Geiste der Yogis.
Geben ist seliger den Nehmen, in der Atemtechnik angewandt, macht es plötzlich einen neuen Sinn. Plötzlich sind wir auf einer neuen Stufe, Geben und Nehmen.
Ausatmen und Empfangen, Loslassen und Entspannen.
Wir dürfen uns wohl fühlen. Der Mensch darf Zufriedenheit empfinden auf seinem Pfad.
Stetes üben bringt Ausdauer und innere Kraft.
Etwas erzwingen macht kraftlos und schwach.

Singen ist eine gesunde Atemübung, die wir sicher alle schon ausprobiert haben. Um Töne zu halten, müssen wir singend den Atem Rhythmus variieren und singen macht ein fröhliches Gemüt. Also singen wir Yoga.
Bestimmte Laute, versetzen bestimmte Körperteile in Vibration.
I – schwingt im Kopf nach.
Om singen, dieser Urton hilft bei der Vorbereitung zur Meditation.
Dieses Singen und spüren der verschiedenen Laute, ist selbstverständlich auch anspannen und entspannen. Der Ton -a- soll beruhigend auf das Herz schwingen.

Eine der wichtigsten Entspannungsübungen im Hatha – Yoga ist die Tiefenentspannung.
Im Sanskrit bedeutet Sava Leiche!
Man nennt diese Übung auch Totenstellung.
Eine uns sonderbar berührende Wortwahl.
Das kommt wohl daher, das der Tod oder auch die Auseinandersetzung mit diesem Begriff, für den westlichen Menschen, einfach das Ende schlechthin.
Im Sinne der Wiedergeburt, verliert der Tod als Solches seinen Schrecken. Der Tod hat ganz einfach eine andere Bedeutung.
Savasana also zu deutsch in etwa Leichenstellung, manchmal nennt man diese Asana auch Schwamm. Schwamm nennt man die Übung,

weil wir den Muskelapparat anspannen, und entspannen. In seiner einfachsten Form, salopp gesagt. Denn so einfach ist das gar nicht. Denn das funktioniert nur, wenn wir ganz bei uns sind.
Wir spannen z. B. die Fußzehen an, verharren in der Stellung und lassen los. Wir tasten also den Körper durch.
Diese Technik der Entspannung geht weit über jede Art hinaus, sie geht tiefer wie der Name schon sagt. Tiefenentspannung.
Wir erkennen, daß das Kleine im Großen und das Große im Kleinen enthalten ist.

X. Leichenstellung (Savasana)

1. Was bewirkt die Übung?
Wir erzielen völlige Entspannung von Körper und Geist.
Wir entspannen das gesamte Nervensystem.
Wir bauen neue Energie auf.
Sie ist eine wunderbare Erfahrung.

Wer diese Übung nicht machen sollte:
Diese Frage stellt sich nicht.
Wer dennoch diese Erfahrung nicht machen möchte, der muß nicht.
Denn niemand muß müssen.

2. Ausführung der Leichenstellung (Savasana):
Wir legen uns auf den Boden, die Beine sind leicht gespreizt. Wir lassen die Füße locker zur Seite fallen. Die Arme liegen ganz locker neben dem Körper.
Wir spreizen die Zehen, verharren fünf Sekunden und nehmen die Spannung zurück.
Wir drücken die Ferse an den Boden, verharren fünf Sekunden und lassen los.
Wir drücken die Wade an den Boden, verharren fünf Sekunden und lassen los.

Wir spannen den Oberschenkel an, halten fünf Sekunden die Spannung und lassen los. Wir strecken noch einmal das ganze Bein, in dem wir, die Ferse vordrücken und die Zehenspitzen hochziehen, an den Boden. Halten fünf Sekunden die Spannung und lassen los
Wir kneifen den Po zusammen, spannen fünf Sekunden an, und entspannen.
Wir ziehen den Bauch ein, verharren fünf Sekunden und lassen los.
Wir drücken den Rücken an den Boden verharren fünf Sekunden und lösen die Spannung.
Wir drücken die Schulterblätter zusammen und halten die Stellung fünf Sekunden und entspannen.
Wir strecken die Arme aus, drücken die Handinnenfläche an den Boden, halten die Spannung fünf Sekunden und lassen los.
Wir machen eine Faust, heben den Arm, halten die Spannung fünf Sekunden und entspannen.
Wir legen die Stirn in Runzeln, verharren fünf Sekunden und entspannen.

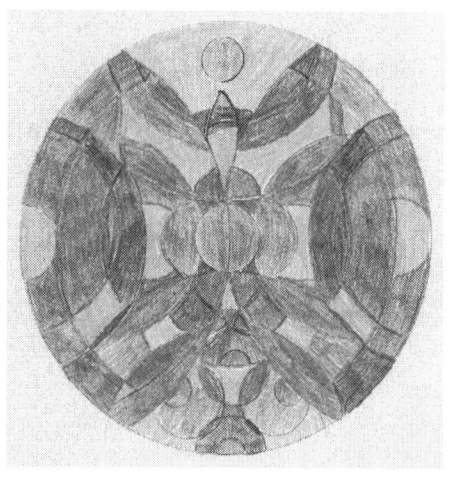

Wir kräuseln die Nase, machen den Mund spitz, drücken die Augen noch fester zu, halten die Spannung fünf Sekunden und entspannen.
Wir bringen Spannung auf Ober – und Unterkiefer, verharren fünf Sekunden und entspannen.
Wir drücken die Zunge an den Gaumen verharren fünf Sekunden und entspannen.
Wir sind tief entspannt.
Wir sinken in den Boden, eine angenehme Schwere macht sich breit.
Wir entspannen uns in dieser Lage etwa zehn Minuten.

3. Wie wird die Asana richtig durchgeführt:
Das Verharren in der Anspannung ist wichtig. Je höher die Anspannung um so wertvoller wird die Entspannung.

Wer nicht so liegen kann, kann sich eine Rolle unter die angewinkelten Knie geben. Oder um den Rücken zu entlasten kann man auch ein Kissen unter den Po, oder den Rücken legen.

Alle Gedanken die uns in den Sinn kommen, anschauen und ziehen lassen.

Wie kleine Wolken, Gedanken sind momentan unwichtig.

Wie gesagt, lehrt Yoga Gewaltlosigkeit, und da sollten wir uns nicht selbst vergewaltigen oder kasteien. Liebe deinen Nächsten wie dich Selbst.

Gönnen wir unserem Körper und Geist diese Auszeit.

Die Tiefenentspannung ist das Sprungbrett zu weiteren mentalen Training.

Der hohe therapeutische Wert ist unumstritten.

Und zwar körperlich wie geistig.

Der Entspannungsmoment kann noch vertieft werden, indem man den Atem kontrolliert.

Doch bleiben wir noch bei der Savasana, sie ist, wenn sie erst einmal verinnerlicht ist, eine wichtige neue Stufe der Erkenntnis .

Nun geben wir der Erkenntnis einen anderen Namen, einen uns vertrauteren. Erkenntnis ist so weit weg. Ein unvorstellbarer Begriff.

Wir nennen es Selbst – Analyse.

Denn genau das geschieht in uns, wenn wir entspannt und uns selbst ausgeliefert sind.

Diese Berührungsangst mit uns selbst.

Wir liegen da und nehmen die Dunkelheit wahr, doch irgendwann, wenn wir alle Gedanken zur Seite schieben können, fällt sie von uns ab und fließt ganz wie von selbst in den Boden ab. Wir stehen uns nicht mehr im Wege.

Wir können die Entspannung genießen. Mit uns selbst im Einklang. Einfach zulassen.

Wir wollen nichts erzwingen. Es ist ganz wichtig uns das immer wieder zu verdeutlichen.

Vor der Entspannung, sollte man sich sammeln. Denn jedes Handeln bedarf seiner Vorbereitung. Wir sind ganz bei uns, mit all unseren Gedanken. Mit niemandem liege ich im Wettstreit. Dieser wunderbare Frieden der sich während der Entspannung in uns einstellt, ist einen herrliche Belohnung will ich meinen.

Wir spüren unsere Grenzen, können sie annehmen, wir bringen uns keinen Druck entgegen.

Verbunden mit der Frage, wie fühle ich mich in diesem Augenblick?

Wir wissen alle Grenzen stürzen ein, wenn sie nicht mehr benötigt werden, wir brauchen keine Grenzen, wenn wir uns nicht mehr abgrenzen. Wir dürfen uns dehnen, denn wir haben etwas bewegt, wir haben Entspannung erfahren.

Immer ehrlich mit uns selbst. Wir sind die Mitte unseres Lebens, wir sollten uns das wert sein, in uns hinein zu hören.

Ein wenig Selbstdisziplin!

Vielleicht fehlt genau das in unserer Zeit.

In einem Zeitalter, in der jeder Dritte von seiner Selbstfindung erzählt, stelle ich die Frage nach dem sich Selbst - Bewußtsein.

Dies kann man mit sich selbst verantwortlich gleich setzen. Mit Yoga, mit der Arbeit an sich selbst, weite ich meinen Geist. Kreative Gedanken werden frei, werden umgewandelt, in ein neues Lebensgefühl.

Sind wir nicht auch ein kleinwenig beteiligt an unserem Leben.

Entspannende Übungen bewirken eine Veränderung der Lebensqualität.

Denn alles fließt wie unser Atem.

Nichts muß man überlisten, man darf Körper und Geist entspannt atmen lassen.

Wenn sich irgendwo ein Widerstand aufbaut, dann ist es etwas in uns das zur Blockade wird, auch das macht sich uns bemerkbar.

Mancher Zeitgenosse arbeitet fest an seiner Selbst - Verwirklichung.

Andere sind sogar auf der Suche nach Sich - selbst. Da läuft doch etwas sehr zur Unzufriedenheit der Menschen ab. Die Vorstellung sich zu suchen, ist eine sehr traurige. Und was soll bei der Selbstverwirklichung verwirklicht werden?

Was ist Wirklichkeit?

Wirklichkeit, welch ein gigantisches Wort.

Ein Berg voller negativer Buchstaben.

Doch Sein ist Wirklichkeit.

19

XI. Kopfschmerzen

Wir haben also erkannt es gibt keine geistige Erschöpfung, ohne körperliche Symptome. Die Auswirkung geistiger Angespanntheit drückt sich bei jedem Menschen anders aus.

Als kleines Beispiel nehmen wir Kopfschmerzen, die jeder in der einen oder anderen Form, schon einmal hatte, und wir können uns ganz gut in einen Menschen mit Kopfschmerzen hinein versetzen. Medikamente wollen wir nicht einnehmen, denn das Schmerzmittel nimmt nur kurzzeitig den Schmerz. Doch auf Dauer ist es schädlich. Beispielsweise erzeugt Acetylsäure bei zu häufiger Einnahme Magenblutungen. Das heißt Schmerzmittel punktiel, können aber die eigentliche Ursache nicht beseitigen..

Hiermit will ich nicht die Wirkung von Acetylsäure anprangern, mir ist seine Wirkung durchaus bekannt. Aber der schnelle Griff nach der Tablette, sollte überdacht werden.

Zurück zu unserem Beispiel, diesem armen Menschen mit Kopfschmerzen.

Schmerzen sind immer ein Warnsignal des Körpers.

Um die Kopfschmerzen abzuschalten müssen wir etwas tun.

Alle drei vorher genannten Übungen sind auch schmerzlindernd, also entspannend.

Dieses Beispiel ist wohl eher aus der Luft gegriffen, aber es steht außer Frage, daß mit Hilfe von gezielter Atmung, sprich der Asana, auch durch Streß hervorgerufene Schmerzen gelindert, wenn nicht sogar geheilt werden können.

Denn hier sind wir auf dem Punkt, des Hatha Prinzips, was ich den Geist erfahren lasse, wirkt sich auch auf den Körper aus.

Der Mensch ist eine Einheit.

Diese Einheit muß harmonisiert werden, damit der arme Mensch, mit seinen Kopfschmerzen, endlich entspannt etwas gegen seine Anspannung tun kann.

Die Tiefenentspannung sollte jeden Tag geübt werden, also nicht nur dann wenn der Kopfschmerz schon da ist.

Wenn wir Hatha - Yoga als Bestandteil des Tages üben, etwa wie
Zähne putzen, wirkt es vorbeugend, ausgleichend, und wirkt den
Anspannungen entgegen.
Halten wir uns den Kopf frei.
Kehren wie der Hektik den Rücken.
Entspannen ist ein Luxusartikel, den sich jeder leisten kann.
Plötzlich können wir wieder an den einfachen Dingen des Alltags, die
Freude am Leben entdecken.

XII. Eine Vertiefung der Leichenstellung (Savasana)
Wir haben die wohltuende Wirkung von Savasana verinnerlicht.
Alles kann wachsen, alles kann sich vertiefen, auch die Entspannung.
Wir legen uns auf den Boden.
Alles unangenehme ist ganz weit entfernt.
Wir sind ganz bei uns.
Der Atem fließt.
Wir werden ganz ruhig.

Nun versuchen wir unsere ganze Aufmerksamkeit auf den Atem zu
richten, ohne den Atemrhythmus zu verändern.
Völlig entspannt, stellen wir fest, ES atmet mich.

Zuvor haben wir die Muskel durchgetastet und entspannt.
Das gleiche Prinzip wenden wir nun bei der Atmung an.
Wir beatmen dieses Gefäß, nämlich den Körper.
Wir beginnen an den Füßen, lenken den Atem in die Waden, in das
Schienbein usw.

Oft zeigt sich das Erlernen dieser Übung als problematisch.
Wir sollten nicht ungeduldig mit uns sein, wenn die Übung nicht auf
Anhieb gelingt.
Wir werden erleben, wie schnell wir Erfolg erzielen.

Verglichen mit der einfachen Savasana ist diese Form der Savasana eher dem Autogenen Training nach Schultz zuzuordnen, wogegen die Muskelentspannung nach Jakobsen, wie schon sein Name besagt, Muskel entspannend wirkt.

Dieser Vergleich ist dennoch aus der Luft gegriffen, da es schwer fällt Yoga in einer solchen wissenschaftlichen Darstellungsweise, wie es Jakobsen und Schultz getan haben, zu erfassen. Denn sowohl Jakobsen, als auch Schultz haben etwas mystifizierendes, da sie nur wissenschaftlich belegen können, das es zu einer körperlichen Beeinflussung kommt, aber nicht erfassen können, welche Vorgänge nun wirklich durch die mentalen Anstrengungen, des Übenden hervor gerufen werden
Diese berufen sich auf Iwan Pawlow, einem Physiologen, der von 1849 – 1936 lebte. Er nahm Untersuchungen an Mensch und Tier vor, um einen Zusammenhang zwischen Körper und Geist, wissenschaftlich nachzuweisen. Über seine Studien der Reflexe erhielt er den Nobelpreis. Pawlow wies nach, das Reflexe, unwillkürliche und regelmäßig ablaufende Vorgänge als physiologische Reaktionen eines Erfolgsorgans auf einen adäquaten Reiz sind.

Die in Pawlow´s bewiesenen Abläufe machen wir uns in der Savasana zu nutze.
Um eine Kontrolle der Organe zu gelangen, bedarf es „auch" des Willens.
Es gibt mehr Ding im Himmel und auf Erden, als eure Schulweisheit sich träumen läßt, meinte schon Shakespeare.

XIII. Disziplin

Dieses hören wir oft im Yoga. Was soll ich mir darunter vorstellen. Diszipliniert entspannen? Natürlich, denn der Übende, muß es vor allen Dingen tatsächlich wollen.

Das Wort Disziplin, genau betrachtet ist nicht negativ besetzt. Wir verstehen es eher als wohlgemeinte Aufforderung, wie die Nahrungsaufnahme. Ein Impuls der Schöpfung.

Ein Impuls der Liebe!

In diesem Sinne wird Selbstdisziplin nicht mehr zum Muss, und verliert seine Macht.

Selbstdisziplin wird zu einer gesunden Art von Eigenliebe.

Wir sind völlig entspannt

Wenn wir Mensch ärgere Dich nicht spielen, fast jeder kennt die Regeln, man hält sich an die Regeln. Jeder Mensch hat seine eigene innere Uhr, seine ganz persönlichen Regel, doch es fällt uns leichter Spielregeln fremder Spiele zu übernehmen, als diszipliniert in uns hinein zu hören.

Doch wer von uns kennt seine eigenen inneren Regeln?

Wir glauben so viel, wie wäre es zur Abwechslung mal mit uns.

Es fällt uns schwer unsere Regeln anzunehmen.

Noch schwerer fällt es uns Regeln einfach stehen zu lassen.

Wir unterwerfen uns fremden Regeln.

Das Leben verlangt uns Eingeständnisse ab.

Was mich kaputt macht, kann nicht gut für mich sein.

Verkrampft bis verbittert kämpfen wir uns durch so manches Spiel im Laufe unseres Lebens, angestrengt versuchen wir weiter zu kommen, wir wollen das Ziel erreichen.

Wir wissen längst, der Weg ist das Ziel.

Disziplin ist eine Tugend.

Besinnen wir uns entspannt auf uns.

Lösen wir uns aus der Spielsituation des Lebens.

Ziehen wir uns in uns zurück, spielen wir nach unseren eigenen Regeln, nehmen wir uns wahr, wir zwingen nichts, beatmen unseren Streß, lassen den krankmachenden Gedanken in den Boden abfließen.

Wir atmen aus, befreien uns von dem Druck.

Nehmen wir uns die Zeit und alles löst sich.

Völlig entspannt, ruhen wir in uns, so manche Situation wird uns nicht mehr erschrecken.
Wir weiten unseren Geist, Gelassenheit und Frieden strömen mit jedem Atemzug in uns. Wir empfangen es wie jeden neuen Atemzug der uns geschenkt wird.
Träumen wir einen kleinen Traum, er bringt uns den Sternen näher.
Schulen wir unseren Geist ohne mit unseren inneren Regeln zu brechen.
Nehmen wir gelockert und entspannt jeder Regel die uns begegnet den Schrecken.
Lassen wir es ganz einfach zu.

Um es mit den Worten von Chr. F. Oetinger (1702 – 1782) zu sagen:
Gott gebe mir die Gelassenheit, die Dinge hinzunehmen, die ich nicht ändern kann, den Mut, die Dinge zu ändern, die ich ändern kann, und die Weisheit, das eine vom anderen zu unterscheiden.

Eingebettet in das Geben und Nehmen, sollte jede Überzeugung, zuerst einmal vor uns Selbst bestehen dürfen.
Wenn Regeln zu Ketten werden, wenn eine Disziplin meine innere Welt, aus dem Gleichgewicht bringt, ist es an der Zeit sie zu überdenken.
Auch das kann uns Yoga vermitteln.
Wir brechen keine Regel, wenn wir sie überdenken entspannen und vielleicht eine Regel ändern. Ohne den Mitmenschen zu schaden, ohne zu verletzen.
Es ist nicht notwendig, gegen fremde Regeln anzugehen. In völliger Gewaltlosigkeit, im Geiste von Yoga, wie gesagt in völliger Gewaltlosigkeit, gegen sich und jeden der uns begegnet. Wenn wir uns darüber im Klaren sind, wenn wir uns das bewußt gemacht haben, befreien wir uns, vielleicht von inneren Fesseln.
Wir sind nicht länger Gefangene unseres Unterbewußtseins.
Zufriedene Menschen, wäre das nicht ein schöner Gedanke?
Diesem inneren Therapeuten, dürfen wir uns anvertrauen.
Ohne jede Schuldzuweisung, auf dem Weg der Erkenntnis.

Ehrlich im Umgang mit sich selbst.
Dem Alltag, dem Leben, so mancher Situation die Spannung nehmen.
Da ist auf einmal nichts mehr Geheimnisvoll. Im Gegenteil,
Herzensgüte, und menschliche Wärme, also ein liebevoller Umgang
miteinander, wird daraus resultieren..
Disziplin also eine Eigenschaft, ein Friedensangebot auf der
Bewußtwerdung unseren Seins.

XIV. Yoga mit Kindern

Kinder lieben Yoga. Die einzelnen Stellungen machen ihnen Freude.
Kinder sind noch beweglich, körperlich und geistig.
Die Gelenkigkeit der Jugend kann mit Yoga bis ins hohe Alter
beibehalten werden. Die körperliche und die geistige Gelenkigkeit.
Eine wunderbare Sache wie ich meine. Auf der geistigen Ebene, ist
für sie noch alles vorstellbar. Wo Erwachsene sich anstrengen
müssen, um sich ein Bild von etwas zu machen, haben Kinder kein
Problem damit. Trainieren wir es ihnen nicht ab, sonder helfen wir
ihnen, es zur Entspannung zu nutzen und zur Schulung des ganzen
Menschen. Ihnen fällt es leicht mit Geschichten und Märchen behütet
einzuschlafen. Es gibt noch Einhörner, und lila Delphine sowieso...
Unsere Kinder sind nervös und überfordernd, leiden unter
Schlafstörungen, Ängsten und inneren Nöten. Sie sind ein Spiegel
unserer Zeit.
Aggressionen werden angestaut, entladen sich in Gewalttätigkeiten,
auf unseren Schulhöfen.
Viele junge Menschen haben ihren wöchentlichen Termin bei einem
Therapeuten. Der Leistungsdruck und der immer höher werdende
Stellenwert verschiedenster Status-Symbole, macht es dem
Individuum schwer, sich sozial zu integrieren.
Doch nur wenn wir uns ändern, geschieht, passiert auch was in
unserem Umfeld.
Wenn wir einen Stein in das Wasser werfen, beobachten wir wie das
Wasser seine Kreise zieht. Bis die Kreise schließlich, scheinbar sich
vermehrend über die ganze Wasseroberfläche sich ausdehnt.
Scheinbar? Es tut es tatsächlich!

Kinder sind sehr ernsthafte Schüler.

Nun machen wir Hatha - Yoga mit Kindern.

Wir wandeln die Übungen ein wenig ab.

Der Löwe darf zum Beispiel brüllen, wenn dem Kind danach ist Dabei kann so viel Frust und Wut entladen werden. Wut ein Gefühl, was soll man damit machen, also brüllen muß erlaubt sein.

Ihre Vorstellungskraft in reinem Licht zu baden, ist ihnen noch gegeben.

Sie können den schlimmen Husten noch in einer Tüte aushusten.

Sie können noch Kraft einatmen, sie wissen noch wann Feierabend ist. Beneidenswert, wer hat uns das alles abgewöhnt, schließlich waren wir doch auch mal Kind? Wir Selbst waren es.

Weil wir uns nicht bewußt waren, wie wichtig schöpferischer Geist, für unser Leben ist. Jeder Atemzug ist ein schöpferischer Vorgang der Schöpfung an uns.

Und wir schöpfen im wahrsten Sinne des Wortes, ohne nachzudenken.

Rennen in der Welt herum, teilen uns die Zeit ein,..

Glauben sie mir es gibt noch lila Delphine, wir entspannen uns, ganz langsam atmen wir aus.

Zu Beginn der Stunde atmen wir tüchtig aus, ganz lange und alles was uns stört, unser Zorn auf den Lehrer, und die Wut auf den Peter, der mich so doof angeguckt hat, und die schei.... Hausaufgaben,.. und alle waren soo gemein zu mir, das fließt aus uns heraus, und fort ist es. Dann schütteln wir uns wie ein Hund der gerade aus dem Wasser gestiegen ist, einfach alles ab. Nun versuchen wir nur noch an das zu denken, was wir gerade tun. Entspannt und frei , denn wir haben alles abgeschüttelt, in die erste Stellung ganz langsam saugen wir den Atem ein, und danach noch länger aus, dabei bleiben wir ganz locker. Ihre innere Einstellung dazu haben sie.

Es gibt so viele Wege, die Kinder zu begeistern, und umgedreht. Diese Bereitschaft los zu lassen., ist kein Problem. Wir sind niemandem böse. Entspannung! Wie ihre Begeisterung zu wecken ist. Wenn man ernsthaft mit ihnen übt. Momentan meine ich natürlich, fünf bis acht jährige Kinder. Yoga wirkt , bei jedem der es versucht. Es gleicht tatsächlich körperliche und geistige Fehlhaltungen aus. Wenn es ernsthaft und ehrlich geübt wird. Das Alter spielt keine Rolle. Körpererziehung, nein danke. Wie soll bei Körperertüchtigung, ein Bewußtsein heranreifen? Wie soll sich da ein eigener Wille entwickeln?

Erziehung ein unfreundliches Wort, meine ich. Wen man sich bildlich vorstellt, man zieht an einem Menschen herum,... das muß nun wirklich nicht sein.

Schulen oder heranführen, sollte eher die Sache erklären.

Hoffentlich habe ich meine Kinder nicht erzogen.

Geduld und Gefühl für den Mitmenschen, auch das vermittelt Yoga dem Kind, und vor allem Gewaltlosigkeit. Wir dürfen uns am Leben freuen. Eine auf das Leben ausgerichtete Grundidee wie ich meine. Manchmal und da funktioniert das nicht so gleich mit an sich denken, dann stauen die Kinder das nicht auf, sondern teilen das mit.

Schimpfen war noch nie gut. Aber der Tote – Mann. Da werde ich immer ganz warm und müde, das darf gesagt werden.

Der Tote – Mann, Totenstellung (Savasana), mit einer Geschichte. Nach dem die Kinder die Muskeln angespannt und entspannt haben, der Atem fließt ganz gleichmäßig. Wie eine Stoffpuppe liegen wir, ganz warm ist uns, und mit jedem Atemzug wird es stiller in uns bis alle Gedanken ausgeatmet sind..

Wir malen uns in Gedanken einen Baum.

Wenn ich ein Baum wäre, was hätte ich für Wurzeln?

Wo würde ich wachsen wollen?

Wie soll mein Stamm aussehen?

Welche Farbe sollte er haben?

Und meine Äste?

Blätter formen sich,... vielleicht auch Früchte.

Die Sonne spüre ich und den Wind und auch den Regen.

Alle freuen sich an mir.

Ich freue mich mit den anderen. ..

Und ich wachse und dehne mich empor.

Schaue mich an, ganz zufrieden.

Wir lauschen dem Wind – der uns streichelt.

Wir haben uns entspannt und waren dem Blau des Himmels nahe, mit der gleichen Ruhe, kommen wir zurück, spannen die Arme an. Atmen bewußt aus und ein, öffnen die Augen und dehnen uns und strecken uns.
Wir wärmen uns zuerst ein wenig auf , mit dem Gruß an die Sonne.

XV. Gruß an die Sonne (Suryanamaskar)
1. Was bewirkt die Übung?
Der gesamte Bewegungsapparat wird trainiert.
Sie ist eine Aufwärm – Übung.
Auf ihre eigene Art, ist sie eine Konditions - Übung.
Stärkt die Muskulatur.
Regt in seiner Dynamik den Kreislauf an.
Schenkt neue Kraft und Energie.

Wer die Übung nicht ausführen sollte:
Auch hier gilt es mit seinem Arzt Rücksprache zu halten.
Ansonsten , gilt probieren geht über studieren.

2. Ausführung vom Gruß an die Sonne (Suryanamaskar)
Wir stehen mit leicht gespreizten Füßen, legen die Hände aneinander.
Führen die Hände so weit wie es mir möglich ist über den Kopf.
Beugen uns vor, und stützen uns mit den Händen auf.
Mit dem rechten Bein einen großen Schritt zurück. Wir verlagern das Gewicht auf die Hände und lassen das linke Bein derweil angewinkelt, und legen den Kopf in den Nacken.
Nun nehmen wir auch das linke Bein zurück, beide Knie gehen vom Boden weg, und die Hände tragen das Gewicht.
Knie, Brust und Kinn, legen wir nun auf den Boden. Gesäß und Becken werden nach oben gedrückt.
Nun drücken wir wieder die Arme durch, dabei richtet sich der Oberkörper auf. Mit aller Kraft strecken wir die Beine und Arme durch, dabei bleiben Füße und Hände am Boden.

Wir bringen das linke Bein nach vorn, stellen es angewinkelt zwischen den Händen ab, dabei dehnen wir den Kopf weit zurück. Wir holen das rechte Bein nach vorne, drücken die Knie durch und richten uns auf, um schließlich in die Grundstellung zurück zukommen.

3. Wie wird die Asana richtig durchgeführt?
Diese Übung sollte fließen, die sanfte Dynamik sollte gespürt werden, das Strecken und lösen, erfahren werden.
Dabei achtet jeder Schüler auf seinen Atem und zwar atmen wir ein, wenn wir die Arme heben und aus, wenn wir herunter gehen.
Generell gilt im Yoga immer in Verbindung mit dem Atem ein hoch läßt uns einatmen und eine Abwärtsbewegung, läßt uns ausatmen.
Diese Stellung sollte in keiner Übungs - Stunde fehlen,
Der Sonnen Gruß setzt sich aus zwölf verschiedenen Übungen zusammen.
Auch hier gilt, das sieht schwieriger aus als es in Wirklichkeit ist. Es bringt viel Freude, wenn wir so den neuen Tag begrüßen.
Nun nachdem wir den Körper bewegt haben, die Muskeln und Sehnen gedehnt, die Organe massiert wurden, fühlen wir uns lebendig und wieder ganz ruhig. Wir lenken alle Gedanken in den Atem.
Besinnen uns, gehen in uns hinein, werden ganz ruhig.

Kinder kann man ungezwungener zur Konzentration im Sinne von Yoga heranführen. Das Heranführen bis hin zur Meditation, geschieht fast spielerisch.
Weil es uns großen Kindern – einfach- zu schwer fällt, los zu lassen.

Da gibt es zum Beispiel die Sache mit dem fliegenden Teppich!
Wir sitzen im Schneidersitz, richten unseren Rücken auf, spüren uns, und atmen aus. Dabei legen wir die Hände auf den Bauch, um den Vorgang genau zu beobachten. Und atmen aus. So intensiv, das keine Restluft mehr in der Lunge ist. Die Hände spüren das, wenn wir dabei die Bauchdecke, einziehen. Da kann man nicht mogeln, wozu auch.

Wir atmen also aus, ganz leise, ganz langsam.

Jetzt wird eingeatmet, durch die Nase atmen wir ein und dabei fühlen unsere Hände, wie der Atem ganz langsam im Bauch ankommt, der bläst sich wie ein Luftballon auf.

Wir atmen den tollsten Sauerstoff der Welt.

Mächtig viel Macht gibt der Atem, dem Körper.

Bis in die Spitzen der Haare fließt er und zum großen Zeh.

Wir atmen aus wie zuvor, und entspannen. Nun stellen wir uns vor, wie wir auf dem Dachboden herum stöbern. Das macht uns viel Spaß. Was es da alles zu entdecken gibt. Auf einer Kiste liegt ein großer, zusammengelegter Lappen. Die Kiste macht uns neugierig. Also werfen wir zuerst einmal den Lumpen zur Seite. Ganz aufgeregt sind wir was wird wohl in der Kiste sein? Unbemerkt hat sich der Lumpen aufgerollt. Der Deckel der Kiste läßt sich leicht öffnen. Ach nur Krimskrams ist drinnen. Uralter Kram. Sicher schon tausend Jahre alte Sachen. Mindestens so alt wie Großvater.

Wir müssen das in Ruhe besehen. Dazu müssen wir uns hinsetzten. Wir ziehen den Lumpen unter den Po. Nanu, wir berühren den Teppich. Der fühlt sich gut an, und alles Licht der Sonne, scheint auf den Teppich gemalt zu sein. Wie gut wir uns fühlen. Da sehen wir wie die Fransen sich von ganz alleine entknoten. Es sieht aus, als würden die Fransen von unsichtbarer Hand, gekämmt. So ganz wohl fühlen wir uns dabei nicht. Ein wenig gruselt uns das schon. Nein, den Teppich streicheln wir nicht mehr.

Wir nehmen die Hände weg. Nix passiert mehr, aus der Zauber. Die Fransen sind nur Fransen. Aber plötzlich bewegt sich etwas unter unserem Po.

„Mach mich vertaut!" Sagt eine Stimme.

Wir schauen uns um, niemand ist zu sehen.

Aber der Teppich kräuselt sich unter uns, es ist ein komisches Gefühl, aber auch toll.

„Mach mich dir bekannt!" Der Teppich will mit uns reden. Er hebt sich vom Boden, und wir sitzen darauf, wunderbar fühlen wir uns. Ein fliegender Teppich!

So oft wir wollen, können wir diesen fliegenden Teppich, in Gedanken hervor holen und wieder weglegen. Alles was unser Herz fröhlich macht dürfen wir denken.

Machen wir uns mit den Dingen in unserem Inneren vertraut.
Dabei sollte uns immer klar sein, das jede Art von Suggestion auch
eine hypnotische Komponente enthält. Doch Kinder sind immer in
ihrem Reifungsprozess Suggestionen ausgesetzt, sie wachsen
körperlich und geistig an der Nahrung die wir ihnen vorsetzen.
Darum sollten wir sie nicht einfach vor den Fernsehapparat setzen.
Erfahren ist die gesündeste Art zu lernen.
Doch urteilen wir nicht, im Handeln, liegt die Erkenntnis.
Konzentrieren wir uns auf die nächste Übung.

Alles ist möglich, wenn wir es wagen.
Konzentrieren wir uns auf eine neue Asana.

XVI. Baum (Vrkshasana)
1. Was bewirkt die Übung ?
Diese Asana kräftigt die Beinmuskulatur.
Sie verbessert die Körperhaltung, weil der Körper kerzengerade
ausgerichtet werden sollte.
Es trainiert den Gleichgewichtssinn.
Die Durchblutung der unteren Extremitäten wird gefördert.
Diese Asana kräftigt den Schultergürtel, kräftigt Hüft -, Knie -, und
Knöchelgelenke.
Sie weitet den Brustkasten.

Wer diese Übung nicht Üben sollte:
Bei akuten Entzündungen in den Gelenken sollte man Rücksprache
mit seinem Arzt halten.

2. Ausführung des Baumes (Vrkshasana)
Wir stehen mit geschlossenen Füßen, und strecken die Arme seitlich
aus.

Wir beugen das rechte Bein, und bringen die Fußsohle an den linken Oberschenkel.
Nun versuchen wir die Ferse möglichst nahe zum Schritt zu bringen und drücken das Knie zur Seite.

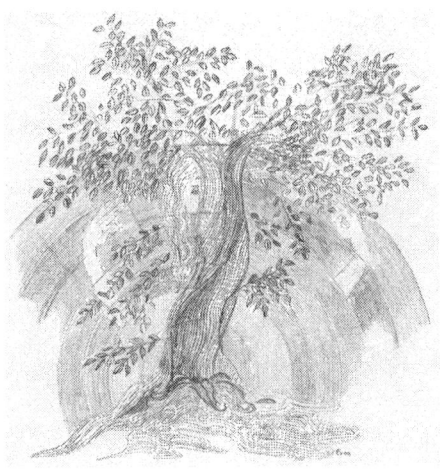

Wir legen die Hände aneinander, bringen die Hände, in dem wir langsam die Arme durch strecken, über den Kopf.
Verharren in dieser Stellung, bis es uns unangenehm wird, dabei atmen wir ganz ruhig und gleichmäßig. Versuchen uns aus zu balancieren.
Langsam gehen wir zurück in die Ausgangsposition.
Ein Pause einlegen.
Wie fühle ich mich jetzt?

Nun das Ganze mit dem linken Bein ausführen.
Entspannen.

3. Wie wird die Asana richtig ausgeführt?
Suchen wir uns mit den Augen einen Punkt, das erleichtert die Balance zu halten.
Auch die Vorstellung richtige Wurzeln zu besitzen , ist förderlich.
Oft geht ein Bein besser als das andere, manchmal hat man eine sogenannte Zuckerseite.
Gehen wir besonnen an die Asana, und jedesmal wenn wir die Stellung einnehmen wird es ein klein wenig besser gehen. Bis es so weit ist, seien wir geduldig mit dem Körper, überanstrengen wir ihn nicht.
Ein Sprichwort sagt, „ Übung macht den Meister “.

XVII. Zufriedenheit ist kein Fremdwort

Zufriedenheit oder auch Glück, ist immer von dem eigenen Willen abhängig. Auch dazu müssen wir bereit sein, Frieden fließt mit jedem Atemzug, in uns, wenn wir es zulassen. Schlichten wir jeden Streit, bevor der Tag zur Neige geht, bieten wir Kummer keinen Nährboden. Liebe ist wohl das Einzige, daß in seiner Verschwendung Gewinn bringt.

Konzentrieren wir uns. Sammeln wir unseren Geist. Besinnen wir uns auf uns, und schaffen somit einen Ausgleich. Bereiten wir uns auf eine neue Stufe vor, nämlich Dharana, eine Übung der Konzentration. Dharana könnte man übersetzen mit dem Wort Konzentration.

Um sich wohl zu fühlen, muß ich mir klar darüber sein , was mir Unbehagen bereitet.

Das erreiche ich am Besten, wenn ich Abstand nehme oder mein Tun, oder Verhalten passiv beobachte.

Was läßt mich so Unzufrieden sein.?

Versuchen wir diese Gefühl zu entspannen.

XVIII. Kerze (Sarvansana)

1. Was bewirkt die Übung ?

Dies Asana wirkt auf den gesamten Organismus.

Durch die umgekehrte Stellung, sorgt es für eine bessere Durchblutung, und zwar , die des Gehirns, der Wirbelsäule und des Beckens.

Durch den Druck auf die Schilddrüse, wirkt diese Übung gewichtsreduzierend.

Sie wirkt verjüngend und kräftigend auf das zentrale Nervensystem. Diese Asana, wirkt anregend auf die verschiedenste Hormondrüsen.

Wieder durch die umgekehrte Haltung, nimmt sie den Druck der inneren Organe, befreit den Körper von Giften, fördert die Verdauung, schenkt neue Kraft und Vitalität.

Stärkt die Nacken-, Rücken -, Bauch -, und Beinmuskulatur.

Der Körper kommt zur Ruhe.

Die Geschlechtsdrüsen scheinen zu verjüngen.

Harn -, und Menstruationsbeschwerden wirken gelindert.
Die Asana kann Krampfadern mildern und ist hilfreich gegen müde,
schwere Beine.

Wer diese Übung nicht machen sollte!
Bei Augenkrankheiten, sollte man zuerst mit dem Arzt reden.
Das Gleiche gilt bei Gefäßerkrankungen, und Rücken Probleme.

2. Ausführung der Kerze (Sarvangasana)
Das Sankrit Wort Sarvangasana bedeutet übersetzt , alle – Teile.
Womit alles gesagt ist.
Wir legen uns auf den Rücken, und kommen zur Ruhe, entspannen
uns ein wenig.
Unsere Arme liegen mit den Handflächen nach unten neben dem
Körper.
Nun heben wir, unter
Anspannung der Bauch -, und
Beinmuskulatur langsam die
Beine, bis wir einen rechten
Winkel zum Boden haben.
Dabei stützen wir uns mit den
Fingerspitzen am Boden ab.
Wir heben den Po und den
unteren Teil des Rückens, nun
nehmen wir die Hände vom
Boden und stützen den Rücken
ab, etwa in Tailienhöhe.Die
Ellbogen sollten nahe dem
Körper sein.

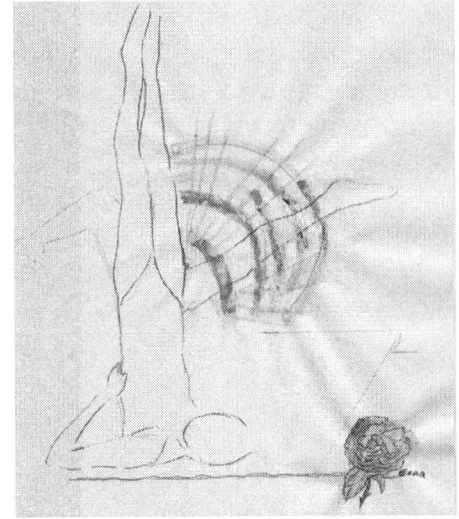

Nun strecken wir die Beine aus, bis sie kerzengerade sind, dabei
ziehen wir den Po ein.
Wir versuchen uns auszurichten.
Atmen ganz gleichmäßig und verharren so lange es uns möglich ist in
dieser Stellung.

Wenn wir aus der Stellung heraus gehen sollten wir darauf achten, den Kopf am Boden zu lassen.
Zuerst senken wir die Beine weiter nach hinten.
Die Hände stützen den Rücken und wir rollen Wirbel für Wirbel den Rücken zu Boden.
Wir nehmen unseren Körper war. Wie fühlen wir uns jetzt?
Ruhevolle Kraft entspannt den Körper.

3. Wie wird diese Asana richtig gemacht?
In der langsamen Ausführung liegt hier das Geheimnis.
Um wieder die Beine an den Boden zu bekommen, sollte man nicht einfach die Beine fallen lassen, und als gegen Spiel den Oberkörper hoch schnellen lassen. Viel mehr Wirkung im Sinne von Yoga erzielen wir, in dem wir den Oberkörper am Boden lassen, vor allem den Kopf. Manchmal klebt zu Anfang der Po quasi am Boden, doch irgendwann besinnt er sich und wir bringen die Übung hin.
Wie gesagt Geduld ist eine Tugend.
Wir haben uns ein Päuschen verdient.
Besinnen wir uns ein wenig, völlig entspannt mit uns im Einklang.
Nachdem wir unseren Körper entspannt haben, wir den Atem lenken können, richten wir nun unser Augenmerk auf den Geist. Das heißt, wir wenden unseren Blick nach innen. Dazu wählen wir eine Haltung in der wir länger sitzen können, ohne uns unwohl zu fühlen. Der Rücken sollte gerade sein.

XIX. Meditation

Der Begriff Meditation wird im Westen, als inneres Betrachten verstanden.
Im Yoga konzentrieren wir uns auf die Gedanken, es ist ein versinken, ein passives Anschauen, bis hin zum Erkennen.
Die einfachste Möglichkeit dies zu erlernen ist, das Betrachten eines Apfels. Wir schließen unsere Augen, und versuchen uns nun diesen Apfel vor dem inneren Auge zu visualisieren. Sicher gelingt das nicht

auf Anhieb. Wir öffnen unsere Augen betrachten den Apfel noch einmal, bis wir jenseits aller Gedanken sind. Auch hier gilt es nichts zu erzwingen. Konzentration, ist nicht zu verwechseln mit Zwang, wir zwingen nichts, und am allerwenigsten sollten wir uns bezwingen. Dies kann nicht nur seelische, sondern auch körperliche Probleme nach sich ziehen, wie die Erfahrung zeigt.

Das heißt, wenn wir uns befehlen, ich will aber und zwar.. , passiert eher das Gegenteil.

Stellen wir uns vor wie der Apfel duftet.

Wir fühlen in Gedanken diese wunderbare Frucht.

Unvorstellbar scheint uns nur den Körper auf Vordermann zu bringen, vielleicht noch mit Gewichten, oder ähnlichen Schikanen, dann noch ein ausgeglichenes Wesen der Persönlichkeit zu erwarten, wie gesagt unvorstellbar. Wir meinen da kann man lange warten.

Genauso wenig wird es gelingen nur den Geist zu trainieren.

Der Mensch ist eine Einheit.

Was wäre er ohne Geist?

Was wäre er ohne seine Hülle, was wäre er ohne seinen Körper?

Bei aller Liebe zum mentalem Training, ein klein wenig Körper haben wir dennoch.

Stellen wir uns den Menschen als ein Haus vor.

Ein Haus mit verschiedenen Stockwerken, mit Fenster durch die, Sonnenstrahlen in die verschiedenen Ebenen scheinen können.

Es gibt verschiedene Wege um in das Haus zu gelangen.

Wir können mit einer Feuerwehrleiter durch das Dach einsteigen, in dem wir ein paar Ziegel zerstören. Selbstverständlich können wir das.

Wir können durch die Fenster einsteigen. Sogar durch den Schornstein, können wir eindringen, das geht .

Alles geht!

Was nicht geht, hüpft.

Am einfachsten wäre es durch die Eingangstür.

Das kann ja Jeder!

Nun, wenn wir uns der Meditation zuwenden wollen, sind wir in unserem Haus, in uns zu Hause. Alleine.

Begehen wir bescheiden und sanft den Weg der Meditation.

Ohne zu zerstören, ohne die Denkstrukturen einer Persönlichkeit einzureißen.

Wir haben gehört, das Yoga viele verschiedene Wege dem Individuum läßt.

Jedem Temperament, hat es was zu bieten und so ist es auch in der Meditation. Wir können unsere ganz persönliche Philosophie betrachten. Die Welt überdenken, oder unseren Alltag mit den täglichen kleinen Wichtigkeiten ausleuchten.

Wir beschäftigen uns mit unserem –Haus-, denn darin leben wir.

Klinken wir uns ein in die Schöpfung.

Dienen wir der Wahrheit.

Vertiefen wir uns in das Yoga – Wort, Kundalini.

Sicher ein wichtiges Wort im Sanskrit

Zunächst einmal nur Buchstaben.

Der Atem fließt.

Jedes Geschöpf atmet, es atmet wortlos, der Atem wirft keine Buchstaben durch die Gegend. Ganz ruhig strömt er, leise hinaus. Der Atemfluß ist sprachlos. Im Atmen werden Grenzen bedeutungslos, Fremdsprachen sind keine Barrieren, nach Rassen nach Staatszugehörigkeit fragt der Atem schon lange nicht, denn der 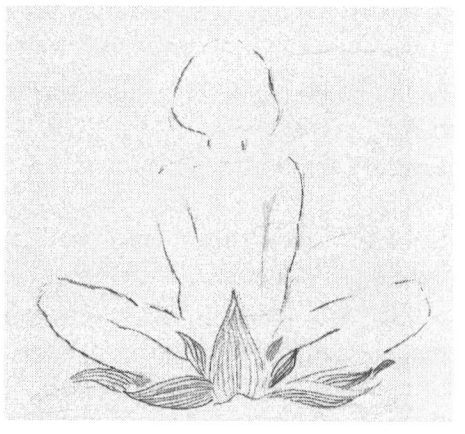 Atem, dieses Geschenk an uns, verdanken wir der Liebe des Schöpfers.

Die Liebe, dieser wunderbare Nährboden, dieser Winzling im Giganten.

Liebe ist Wahrheit.

Alles ist ganz einfach, wenn wir Kundalini erwecken wollen, diese Kraft die in uns schläft.

Diese Energie die in uns wurzelt, im Sacralzentrum schlummert. Wir schicken den Atem an den untersten Teil des Rückens. Empfinden die Wärme.

Sorgen wir uns nicht. Ringen wir nicht um Kleinigkeiten. Vertrauen wir uns der Schöpfung an. Denn der, der uns lieb hat, wird für uns sorgen.

Vertrauen wir!

Atmen wir konzentriert langsam aus, um so mehr kann eingeatmet werden.

Manchmal steht uns der eigene Verstand im Wege, wenn wir etwas wollen, wenn wir sozusagen vernünftig etwas wollen, brav fragen wir in uns hinein, brauchen wir das was wir so arg wollen überhaupt?

Manchmal geschieht die Meditation unbewusst ?!

Viele von uns haben es hoffentlich schon einmal wie gesagt unbewußt erfahren. Und zwar wen wir von einem wunderbaren seligen Gefühl des Glücks berührt werden. Dann nämlich, wenn wir etwas besonders schönes erfahren, hören oder sehen, sind wir quasi auf Wolke sieben. Etwas berührt unser Herz oder auch die Seele und läßt uns Selig sein.

Eine Idee zu Meditation.

Wollen, wir brauchen..., kann unbrauchbar als Seifenblase zerplatzen. Oder auch nicht, je nachdem um was es sich handelt.

Doch wollten nicht schon viele etwas wollen, aber sofort und auch noch gleich. Am liebsten wäre es uns gestern.

In verschiedenen Märchen gibt es die berühmten drei Wünsche, die der Held der Geschichte urplötzlich frei hat, und stets hatte es das gleiche Ende. Wie gewonnen so zerronnen.. Der Mensch glaubt sich im Zugzwang.

Wir sind nur Beobachter in der Meditation.

Und selbst ein Gewinn, sei er auch nur erdacht, kann uns nicht erschrecken.

Glück ist eine Sache der inneren Einstellung, die Einstellung zur Sache ist der Gewinn

Manchmal nagt ein Gefühl im Kopf und läßt uns fast nicht zu Ruhe kommen.

Auch hier können wir versuchen zu entspannen.

Wir schließen unsere Augen..

Ganz ruhig und entspannt beobachten wir unseren Atem.

Wir atmen im Herzschlag der Gezeiten.

Wir sind völlig entspannt, eine angenehme Schwere durchflutet den Körper.

Gelöst und entspannt versuchen wir die Emotionen zu visualisieren.

Ganz warm, ganz hell, wir schicken den Atem in die Blockade, in den verkrampften Zustand hinein.

Sind nur Beobachter. Und Frieden ruht in Allem, im Innehalten eines Gefühles. Machen wir uns keinen Druck. Lassen wir uns Zeit. Zeit ist nicht nur ein relativer Begriff, denn es ist unsere Zeit und die Qualität unserer Zeit, können wir selbst bestimmen. Unsere Zeit. Wir sind Vergangenheit, jetzt und morgen, im ewigen fließen,
einfach anschauen und an sich vorüber ziehen lassen.

Oft können wir auf diese sanfte Art – beruhigen.

Ein gezieltes Beeinflussen der Grundbedürfnisse des einzelnen Menschen widerstrebt aber meiner Auffassung von Yoga, vor allem bei anderen. Traumreisen oder auch Geschichten, die während der Entspannungsphase begleitend erzählt werden, um einfach das entspannen der Gedanken zu erleichtern, sind Suggestionen und darum immer mit Vorsicht zu genießen.

Aber, es hat vor allem nicht das geringste mit Meditation zu tun.

XX. Rückenschule

Wie bereits erwähnt, kann Yoga, bei richtiger und regelmäßiger Anwendung, helfen Haltungsschäden auszugleichen. Zu unserem Erstaunen, werden in den aktuellen Angeboten von Sportvereinen und Volkshochschulen, ins besondere auch bei Gymnastiklehrern und Physiotherapeuten, Kurse für „Rückenschule" angeboten.

Unter Rückenschule versteht man, ein schulen des Rückens, um eventuellen Fehlhaltungen, und den daraus resultierenden Verkrampfungen, Verspannungen, Verkürzung, sowie Versteifungen der verschiedenen Muskelgruppen vorzubeugen, beziehungsweise entgegenzuwirken.

Die Rückenprobleme, sind genauso verschieden, wie ihre Ursachen. Mangelnde Bewegung oder übertrieben sportliche Aktivitäten können gleichermaßen dafür verantwortlich gemacht werden. Das Besondere an den Rückenschule - Übungen, ist der Bezug zum Yoga, denn viele der genutzten Übungen kann man auch im Yoga finden. Leider herrscht in den angebotenen Kursen ein strenges Regiment, denn wie auch bei Massage, können sich viele Leute nicht vorstellen, daß es einen heilenden Effekt gibt, obwohl man die trainierte Muskelpartie nicht spürt, deshalb kommt es in den Kursen häufig zu gegenteiligen Auswirkungen, d.h. die Übungen schaden eher als das sie helfen. Nichtsdestotrotz gibt es Übungen in der Rückenschule, die eindeutig ihre Wurzeln im Yoga haben, wie die Krokodil - Übungen. Werden diese Stellungen langsam ausgeführt, hätten wir auch das gleiche Ergebnis, wie im Yoga, nämlich das Anspannen und Entspannen. Doch freuen wir uns, an der Tatsache, das es die Rückenschule überhaupt gibt, denn kleine Schritte wollen auch getan sein.

Wenn wir die Rückenmuskel stärken wollen, stärken wir auch immer die Bauchmuskulatur. „Haltung ist alles", sagt der Volksmund. Und dieser kleine Satz, ist weit mehr als ein geflügeltes Wort. Denn, um Haltung zu bewahren, bedarf es des persönlichen Willens. Genau das besagt der Satz, der hat doch kein Rückgrat. Damit haben wir eine Beschreibung eines Zeitgenossen, der nicht so recht weiß was er will Da haben wir noch so einiges zu bieten an Sprichwörtern. „Jemand fällt uns in den Rücken", oder „das wird auf dem Rücken des Kleinen Mannes ausgetragen". Wer nun dieser kleine Mann ist, sei dahin gestellt, es fällt uns nur auf, daß ein gerader Rücken, also eine gute Haltung des Körpers, einiges über den Menschen verrät.

Wir finden also in der Umgangssprache, allerlei Redensarten die unsere Rückenhaltung, mit Gefühlen oder Situationen benennen. Sehr Selbstbewußt und anscheinend in sich zufrieden wirken Menschen auf andere, die gerade ihren Weg gehen..

Wieder andere Menschen scheinen sprichwörtlich ihre persönliche Last, buchstäblich für alle sichtbar mit sich herum zu schleppen.

Auch hier kann Yoga in seiner sanften Wirkung Veränderungen herbei führen. Yoga ist kein Wundermittel. Doch wer sich dieser Disziplin unterwirft, wird sich wundern.

Und zwar darüber wie schnell es Fortschritte gibt. Nehmen wir der Hektik des Alltags den Stachel, gehen wir entspannt und mit Freude an die Arbeit.

Bewahren wir uns körperliche und geistige Beweglichkeit, bis ins hohe Alter.

Kein Mensch ist fertig, nur weil sein Körper ausgewachsen ist.

Wie sagten wir? Stillstand bedeutet Tod.

Vertrauen wir entspannt dem der uns atmen lässt.

Dieses Vertrauen bedeutet nicht die Hände in den Schoß legen und warten, es verweist uns viel mehr, etwas zu tun, denn alles was wir tun oder getan haben wird Früchte tragen auf unserem Weg des

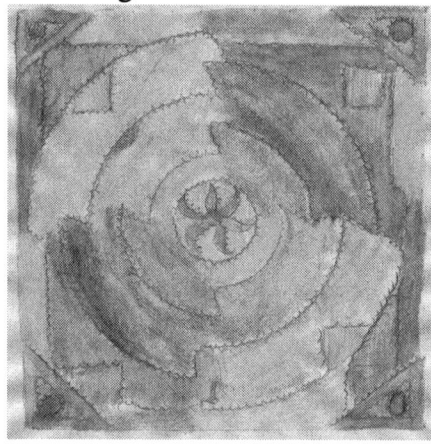

Erkennens.

Yoga verhilft uns nicht nur zu einer elastischen, biegsamen Wirbelsäule, sondern bewegt den ganzen Bewegungsapparat.

Es ist tatsächlich so, wer rastet der rostet.

Der Mensch neigt anscheinend dazu, erlernte Bewegungen die halbwegs auszuhalten sind, beizubehalten. Auch wenn sich daraus Probleme ergeben.

Das können wir ohne weiteres auf die körperliche Haltung, sowie auf die geistige Haltung übertragen.

Die Schulmedizin drückt solche Fehlhaltungen, mit dem Wort Schutz – Haltung aus.

Salopp gesagt werden Bewegungen, die eventuell weh tun könnten, oder in der besagten Schutz – Haltung ausgeführt.

Hatha - Yoga kann auch hier ausgleichen.

Mag sein, das wir nicht wissen, wer wir sind.

Wofür wir uns halten,

aber wir sind,
was wir denken.
Denn jede Tat, jedes handeln, wird in Gedanken vorbereitet.

1. Die Wirbelsäule

Die Wirbelsäule ist schlechthin das bewegliche Achsenskelett des
Körpers. Sie trägt den Kopf und den Rumpf, so wie die oberen
Gliedmaßen. Zusammengefügt ist die Wirbelsäule aus sieben
Halswirbeln, zwölf Brustwirbeln, fünf Lendenwirbeln, dem
Kreuzbein und dem Steißbein. Das Kreuzbein ist in sich kompakt
verschmolzen und bestehend aus fünf Sakralwirbel, verbleibt das
Steißbein mit vier verkümmerten „Wirbeln".
Bei allen stehenden Übungen im Yoga wird der Rücken ausgerichtet.
Der Rücken wird gekräftigt und gestärkt. Dabei wird der exakte
Wechsel zwischen Konzentration und lockern entwickelt.
Oft sind auch Erkrankungen innerer Organe, die Ursache für
Beschwerden der Wirbelsäule. Hier spricht man von einem
Reaktionsfeld.
Denn die inneren Organe, sind durch Nervenstränge mit der
Wirbelsäule kontaktiert.
Die im Yoga schon seit Jahrhunderten bekannte Lehre von den
Chakren, durch die wir Einfluß auf Körper, Geist und Seele nehmen
können, hat mit Sicherheit heute noch seine Richtigkeit.
Wogegen die Schulmedizin im Westen immer noch nach Erklärungen
sucht, Millionen in die Forschung steckt, mit dem Ergebnis, das nur
einige Forscher mehr wissen und verstehen, aber wie dadurch dem
Individium geholfen werden kann, das bleibt dabei für uns nicht
erkennbar.
In diesem Zentrum an Energie, befinden sich die Chakren.
Unter Chakren versteht man Kraftzentren.
Übersetzt bedeutet Chakra in etwa Rad..
Dargestellt werden die Chakren, oft als sich öffnende Lotosblumen.
Wir sollten nicht versuchen uns das im groben vorzustellen.
Eher in einer feinstofflichen Form.
Jedes Chakra ist für bestimmte Organe zuständig.

Es gibt sieben dieser Chakren, die oft mit einer bestimmten Farbe in Verbindung gebracht werden, in jedem erstrahlt eine Lotosblume. Ein wunderbarer Frieden fließt durch den Atem in die Chakren, stellen wir uns die dazugehörigen Farben vor, fühlen wir uns hinein.

Um die Aufmerksamkeit in die Chakren zu lenken, konzentrieren wir uns auf den Atem.

Dem Augenblick gelten all unsere Gedanken.

Jedes straucheln, oder abweichen des Verstandes, läßt uns ins Wanken kommen.

Wir müssen uns ausloten, um im Gleichgewicht zu bleiben.

Alle Sinne werden gefordert.

Besinnen wir uns auf das was wir gerade tun, lenken wir unsere gesamte Aufmerksamkeit in die Tätigkeit und es geht uns locker von der Hand.

XXI. Bedeutung der Chakren

Das Wort Chakra bedeutet im Sanskrit, Rad..

Die Chakren sind in der Wirbelsäule angesiedelt, und sind als gebündelte Energiezentren zu verstehen.

Die Chakren steuern bestimmte Drüsen bzw. Organe im menschlichen Körper an, und regulieren diese auf das gerade benötigte Niveau.

Um diese Vorstellung in eine medizinische Terminologie zu fassen, würde ich die Kundalini auf das Rückenmark (Medulla spinalis) übertragen. Dann wären die Chakren die Spinalnerven (Nn. Spinalis), die direkten Einfluß auf die Körperfunktionen haben. Die Spinalnerven werden unterteilt in Zervikalnerven (Nn. cervicales) , Thorakalnerven (Nn. thoracici), Lumbalnerven (Nn. lumbales), Sakralnerven (Nn. sacrales) und das Kokzygealnervenpaar (Nn. coccygei). Man teil das Nervensystem in der Medizin in ein somatisches Nervensystem und ein autonomes (vegetatives) Nervensystem. Auf das somatische Nervensystem haben wir direkten

Einfluß, es steuert unsere Koordination. Wogegen wir auf das vegetative Nervensystem keinen Einfluß haben..

Es kann doch kein Zufall sein, das genau dort die Chakren angesiedelt sind, und sanft auf die Drüsen und Organe einwirken.

Natürlich muß der Yoga – Schüler nicht unbedingt die Sanskrit Worte wissen, aber wenn er es weiß und behalten kann macht es ihn auf keinen Fall dümmer.

Yoga entspannt gelassen Parasympathikus und Sympathikus, ohne Kommando, findet dieser Ausgleich statt denn darum geht es schließlich, auszugleichen, Es geschieht bewußt.

Wir geben uns nicht noch zusätzliche Befehl, denn so etwas kompliziertes muß ich mir nicht noch einreden, und genau das tue ich in der Suggestion.

Wer heilt hat recht, sagt der Volksmund.

Wir unterteilen sieben Chakren.

1. Muladhara – Chakra, = das Wurzelzentrum, die dazugehörige Farbe ist rot.

Es hat seinen Sitz , von dem Kreuzbein zum Steißbein.

2. Svadhistana – Chakra = das Sakralzentrum, die dazugehörige Farbe ist orange.

Es hat seinen Sitz, zwischen dem fünften Lendenwirbel und dem Kreuzbein.

Zusammen nennt man diesen Raum Hara Bereich.

Hier finden wir die Wurzel des Individuums.

Die beiden Chakren sind die Quelle für alle übrigen Chakren.

3. Manipura – Chakra = das Solarplexuszentrum, die dazugehörige Farbe ist gelb.

Es hat seinen Sitz, zwischen dem zwölften Brustwirbel und dem ersten Lendenwirbel..

4. Anahata – Chakra = das Herzzentrum, die dazugehörige Farbe ist grün.

Es hat seinen Sitz zwischen dem vierten und fünften Brustwirbel

5. Vishuda – Chakra = das Kehlkopfzentrum, die dazu gehörige Farbe ist hellblau.

Es hat seinen Sitz, zwischen dem ersten Brustwirbel und dem siebten Halswirbel.

6. Ajna – Chakra = das Stirnzentrum, die dazugehörige Farbe ist dunkelblau bis helles lila

Es hat seinen Sitz in der Stirnmitte..

7. Sahasrara – Chakra = das Scheitelzentrum, die dazugehörige Farbe ist lila / violett

Es hat seinen Sitz im Scheitelpunkt..

Wir stellen uns vor, wir ziehen uns in diese Kraftzentren zurück. All unsere Aufmerksamkeit lenken wir in den Bauch, um den Nabel herum und versuchen dieses Energiefeld zu aktivieren in dem wie es öffnen, mit unserem Atem.

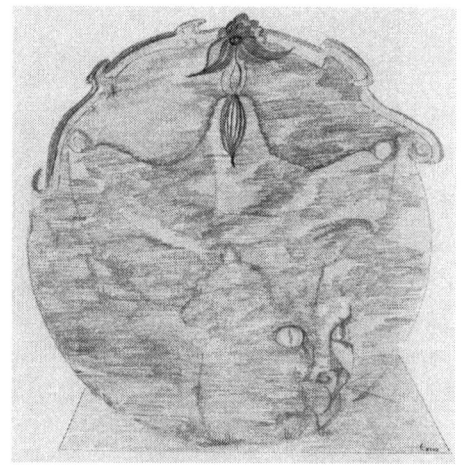

Dort wo unsere Mitte ist, kommen wir zur Ruhe, und zwar in der Höhe des dritten Chakra, dem Solarplexuszentrum. Nun erinnern wir uns an die Wichtigkeit des Ausatmens, wir konzentrieren uns und unser Prana kann aufsteigen. Das Chakra kann sich entfalten.

Wie eine junge Knospe sich öffnet, kann die Lotosblüte aufblühen, die Energie kann sich ausdehnen, wenn wir bereit sind, uns darauf einzulassen.

Versuchen wir es, atmen wir das Gold der Sonne, wir lenken den warmen gelben Strom in den gesamten Beckenbereich.

Durch alle Energiekanäle, die wir im Yoga Nadis nennen, fließt der Atem kontrolliert und willentlich ausgerichtet, in den unteren Bauchbereich..

Alles fließt, wird wunderbar warm, wir zwingen nichts, finden wir uns ein in unserer eigenen Mitte, kommen wir zu unseren Wurzeln zurück.

In der blumigen Sprache des Sankrit, schlummert in jedem Chakra eine göttliche Energie die geweckt werden kann, wie wir versucht haben es zu verdeutlichen. Diese Energie nennen wir Kundalini.
Bildlich wird Kundalini in einer zusammen gerollten Schlange dargestellt.
Sie ruht etwa im ersten Chakra.
Mit der Erweckung von Kundalini, wecken wir unsere schlafenden Kraft, ist sie aktiviert, sie kann aufsteigen bis hoch in das Scheitelzentrum, in das Höchste, das siebende Chakra.
Manchmal wird ein Chakra zur Blockade. Auch hier gilt es nichts zu erzwingen, wie im gesamten Hatha – Yoga.
Verharren wir in Zufriedenheit und gehen wir die Dinge geduldig an.
Begnügen wir uns im Augenblick mit der Wärme die Kundalini uns vermittelt, seien wir zufrieden mit den kleinen Schritten auf unserem Weg.
Bewahren wir uns unsere innere Ordnung.
Der Dichter sagt, es schläft ein Lied in allen Dingen.
Yoga wirkt durch seine Sanftheit, in seiner Vielfalt kann es das innere Gleichgewicht wieder herstellen.

Helfen wir dem Körper ein wenig sich dem Feinstofflichen zu öffnen, in dem wir die Kanäle öffnen. Alle Körperöffnungen, sprich Nasen-löcher, die Ohren, Darm Ausgang, sowie Geschlechtsteile und der Mund sind Eingänge oder auch Austritte zu den Kanälen (Nadis).
Wir können die Nadis (Sanskrit für Bewegung), durch die dazu gehörigen Asana reinigen und öffnen.
Yoga lehrt, daß etwa zweiundsiebzigtausend dieser Nadis unseren Astralkörper mit Nervenkanälen durchzieht.
Um die nächste Stufe des Yoga, der Verbindung (Vereinigung) unseres Unbewußten und dem Bewußten bringt es einen dritten Zustand hervor, das Überbewusstsein.
Dabei wenden wir uns der verborgenen Nervenenergie zu, um sie uns bewußt zu machen.
Savasana, die Entspannungsübung, ist vielleicht der Schlüssel dazu, aber dies ist eine andere Geschichte und soll ein anderes mal erzählt werden.

XXII. Was sollte ein Yoga Schüler essen?

„ Der Mensch ist was er ißt" , sagt ein geflügeltes Wort.
Wenn man den Spruch genau beleuchtet, muß man, ob man will oder
nicht zugeben, „da ist was dran", an dieser Aussage.
Nun, im Allgemeinen sollten wir essen was wir mögen. Wir sollten
nichts in uns „hineinzwängen", nur weil wir gehört oder gelesen
haben, daß „das" so gesund sein soll. Was für Herr X und Frau Y gut
ist muß noch lange nicht für uns gut sein.
Hören wir auch hier auf unseren Bauch.
Essen wir mit Verstand und sind wir uns dabei bewußt, was wir zu
uns nehmen.

Zucker ist ein Calcium Räuber. Das sollte bedacht werden.
In Wurst versteckt sich gerne Salz und Fett.
Viele Mager-Produkte sind Augenwischerei.

Generell gilt die Speisen aus frischen Zutaten zuzubereiten.
Essen wir was Saisonbedingt angeboten wächst, dann können wir uns
kaum verkehrt ernähren..
Fleischesser oder Pflanzenesser?
Alles auf Gottes Erde lebt, es atmet und gehört zur Schöpfung.
Auch ein Salat ist lebendig.
Essen sollte auch Spaß machen und ein angenehmer Teil des
Tagesablaufes sein.
Auch hier gilt es wie bei allem, alles sollte man mit Maß und Ziel tun.
Das Auge sollte dabei mit essen dürfen.

XXIII. Augen Entspannung.

Vom Morgen bis zur Nacht sind sie am arbeiten.
Die Augen sind unsere Fenster nach draußen und für unseren
Gegenüber, die Fenster zur Seele. Wache Augen, sagt man, oder
traurige Augen, auch frech können Augen sein, oder freundlich. Das
Auge verrät also dem Umfeld viel von den Gefühlen einer Person.
Entspannen wir die Augen.

XXIV. Löwe – Simhasana

1. Was bewirkt die Übung?
Die Stellung des Löwen fördert die Durchblutung zum Kopf somit
auch zu den Augen.
Die Asana tut gut bei Halsschmerzen, sie ist gut für die Stimmbänder.
Die Nacken- und Gesichtsmuskulatur wird gekräftigt.
Kleine Fältchen werden geglättet.
Einem Doppelkinn kann entgegen gearbeitet werden.

Wer diese Asana nicht üben sollte:
Blutdruck Patienten, oder bei Netzhautablösung, sollte mit dem Arzt
Rücksprache gehalten werden.

2. Ausführung des Löwen (Simhasana)
Wir knien uns auf den Fußboden, das Gesäß ruht auf den Fersen. Die
Hände ruhen auf den Oberschenkel und rutschen vor über das Knie.
Wir spreizen die Finger und atmen durch die Nase ein.
Gleichzeitig bringen wir den Oberkörper nach vorne, stützen uns mit
den Händen am Boden ab. Wir reißen die Augen auf, so weit es uns
möglich ist.
Nun strecken wir die Zunge heraus, wenn es geht bis zum Kinn.
Wir verharren etwa sieben Sekunden.
Mit einem aaah- Ton atmen wir langsam aus.

Langsam setzen wir uns wieder auf die Fersen und ziehen die Zunge wieder ein. Wir spüren wie sich alles entspannt.

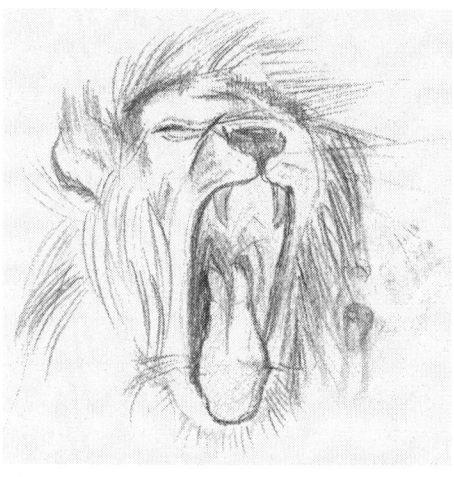

3. Wie wird die Asana richtig ausgeführt?
Die Zunge sollte so weit wie es geht herausgestreckt werden und die Augen auch dabei „aufreißen", so weit als möglich.

Die Stellung eignet sich wunderbar zum „Dampf ablassen".
Denn wer den grauen Alltag meistert ist ein Held.

XXV. Resümee

Um die sanfte Wirkung von Yoga zu erfahren, sollte regelmäßig geübt werden. Ein Erfolg wird sich schon nach sehr kurzer Zeit bemerkbar machen.
Hatha – Yoga ist weder veraltet noch verstaubt.
Die Übungen sind so vielfältig, daß für jeden „Zeitgenossen" etwas dabei ist.
Yoga ist genauso jung wie das „Jetzt".
Jungen Menschen kann es genauso viel Freude bringen wie Greisen.
Denn jeder Lebensabschnitt braucht Entspannung und jegliche „Last" bedarf einer Entlastung.
Der Hintergrund, oder die Philosophie des Yoga, haben wir vielleicht ein wenig entschlüsselt.
Der Übende läßt sich auf sich selbst ein, also vermittelt Yoga eine Lebensbejahende Einstellung.
Ruhen wir gelöst in uns.

Denn wer verbittert nach dem Sinn des Lebens sucht, versäumt das Leben.

Mit Menschen zu arbeiten bedeutet für mich als Begleiter oder Gesprächspartner, den Menschen auf sanftestem Wege dorthin zu führen, das er sich in sich „Selbst" wohl fühlt ohne sich oder irgend jemandem anderen zu schaden.
In der Körperpflege (Asana), kommen wir zu Ruhe.
Entspannt lernen wir mit uns umzugehen.
Wir machen uns mit uns selbst bekannt.
Denn jeder ist seines Glückes Schmied...

Gegen die Infamitäten des Lebens sind die besten Waffen:
Tapferkeit, Eigensinn und Geduld.
Die Tapferkeit stärkt.
Der Eigensinn macht Spaß.
Und die Geduld gibt Ruhe (Hermann Hesse).

Literaturverzeichnis

Beryl/Bender-Birch: Power Yoga; Scherz Verlag, Bern 1995

Die Bibel – Einheitsübersetzung;
Deutsche Bibelgesellschaft, Stuttgart 1996

Dürr/Meyer-Abich/Mutschler/Pannenberg/Wuketits: Gott der Mensch und die Wissenschaft; Pattloch Verlag, Augsburg 1997

Eberspächer, Hans[Hrsg.]: Handlexikon Sportwissenschaft;
Rowohlt Verlag, Hamburg 1987

Heipertz/Heipertz: Sportmedizin; Thieme Verlag, Stuttgart 1990

P. Jacquemartl/S. Elkèfi: Yoga als Therapie; Jungjohann Verlag, Stuttgart 1996

Leonhardt/Kahle/Platzer: Taschenatlas der Anatomie Bde. 1 + 3; Thieme Verlag, Stuttgart 1991

Lill/Ritzdorf: Rückenschule; Publikation der Techniker-Krankenkasse, Hamburg 1996

Lysebeth, Andre´ van: Yoga für Menschen von heute; Mosaik Verlag, München 1992

Pschyrembel - Medizisches Wörterbuch; de Gruyter, Berlin 1990

Zebroff, Kareen: Yoga für jeden; Fischer Taschenbuch Verlag, Frankfurt/Main 1975

Zimbardo, Philip G.: Psychologie; Springer-Verlag, Berlin 1992